COMO CURAR EFICAZMENTE O STRESS CRÓNICO RELACIONADO COM O TRABALHO

PARE DE SE STRESSAR NO TRABALHO, ELIMINE RAPIDAMENTE A ANSIEDADE AGUDA DA SUA VIDA, DESENVOLVA UMA ATITUDE POSITIVA

Jorge O. Chiesa

Primeira Edição

Tabela de Conteúdos

Introdução

Embora o stress faça parte de qualquer questão relacionada com o trabalho, o stress excessivo não faz parte dele. Quando você está estressado, você não é apenas um ímã para todos os tipos de "doenças", mas você também invoca responsabilidade e ineficácia. Isto porque, quando você está física e emocionalmente desequilibrado, sua capacidade de lidar com as coisas é menos eficaz e sua resistência à doença também é baixa. Obtenha todas as informações que você precisa aqui.

Quando você sentir que está muito estressado, faça um esforço para se salvar da destruição total e encontre maneiras de aliviar sua condição atual. É a tua decisão que pode tornar as coisas melhores para ti. Porque estou a dizer isto? Porque, gostem ou não, as coisas vão piorar nos próximos dias.

Tensão final

A questão é, como é que vais eliminar o stress no trabalho? Há muitas maneiras de reduzir o estresse e a maioria delas usa um nível pessoal de foco. Aqui estão algumas orientações úteis.

Organize a sua tarefa de acordo com a sua importância e tempo. Há tarefas que são muito importantes, mas que lhe dariam tempo suficiente para se exercitar. Portanto, ele deve ser listado ao lado do urgente e importante. Uma vez terminada a categorização, crie um plano com uma linha do tempo e não se esqueça de incluir um TEMPO DE APRESENTAÇÃO e um DIA LIVRE.

Não use seu tempo de descanso para concluir uma tarefa incompleta. O tempo de descanso é para a sua mente e corpo descansarem. Isto irá permitir-lhe descansar o seu cérebro e nervos, bem como o seu corpo do stress causado por muito trabalho. Lembre-se, você é responsável por manter sua saúde física e emocional em boa forma.

Não ignore nenhum sinal de fadiga porque pode levar a um problema mais sério. Se te sentires muito cansado, descansa. Se você se sentir deprimido, ansioso e irritável, vá em frente e descanse. Se não te consegues concentrar no que estás a fazer e estás a perder o interesse nisso, fica descansado. Se você está usando álcool e drogas para lidar com o estresse, pare e reflita. Já chegaste ao limite. Não te deixes levar tão longe.

Esforce-se para reduzir o estresse no trabalho, cuidando bem de si mesmo. Você pode começar a restaurar sua saúde física e emocional. Uma vez que estes dois sejam devidamente abordados, será mais fácil para você abordar suas outras necessidades, pois se sentirá mais otimista e forte quando se sentir melhor por dentro e por fora.

Uma vez que você esteja mais estável física e emocionalmente, seu próximo passo para se livrar do estresse no trabalho é organizar e priorizar as coisas. Faça um esforço para organizar as coisas primeiro e depois priorizá-las. Uma vez que você tenha feito isso, você será mais guiado e recuperará o controle sobre as coisas. Desta forma, você pode administrar bem o estresse com autocontrole e confiança.

As razões do stress no trabalho

Os trabalhadores e os proprietários das empresas têm a sua própria quota-parte de stress no trabalho. Os funcionários têm diferentes níveis de stress em comparação com os proprietários de empresas porque não têm muitas responsabilidades importantes como o proprietário da empresa. Portanto, não podemos dizer que apenas as bases podem experimentar o estresse porque, no panorama geral, proprietários e gerentes também têm suas próprias lutas.

As seguintes são as causas mais notáveis de estresse no trabalho que os funcionários e gerentes devem estar cientes.

1. A principal causa do stress é o excesso de trabalho. Mesmo o empregado mais notável vai definitivamente se sentir pressionado quando bombardeado com o trabalho por um período muito limitado de tempo. Embora isto seja irracional, está sempre a acontecer.

2. Pelo contrário, há também empregados que se sentirão estressados quando lhes for dada menos responsabilidade, especialmente quando virem à sua volta casos de demissões e despedimentos. Aparentemente, não querem ser apanhados sem fazer nada, pois podem ser o próximo candidato a ser despedido.

3. A ameaça de perder um emprego é uma das principais causas do stress no trabalho. Com o actual estado da nossa economia, a segurança do emprego não é constante. Às vezes, as demissões são feitas em grande parte enquanto a contratação acaba de terminar.

4. A promoção é também uma das causas do stress no trabalho. Na maioria dos casos, os funcionários estão geralmente entediados com o seu trabalho diário e, portanto, gostaria de experimentar um trabalho mais desafiador, a fim de obter mais compensação. No entanto, passar para o próximo nível pode ser estressante saber que não é apenas uma pessoa buscando promoção, mas quase todos os funcionários que são tão capazes como os outros em termos de desempenho no trabalho.

5. Outra causa de stress no trabalho é fazer o trabalho errado. Se estás a trabalhar numa coisa que não sabes, é provável que te queime. Acima de tudo, se você hesitar em pedir ajuda a alguém que você conhece e que pode ajudá-lo com o seu dilema porque você não quer ser visto como incompetente, você apenas dobrou o estresse.

6. A má gestão também pode ser um sério stress no trabalho. Se o chefe da organização não pode liderar sua equipe, os subordinados são susceptíveis de se sentir perdido e sem rumo. Esta situação pode deixar a equipa errante e estagnada.

7. Um ambiente de trabalho pobre também pode ser uma das razões pelas quais os empregados ficam estressados. É claro que ninguém se sente confortável trabalhando com equipamentos de escritório quebrados, iluminação insuficiente, ambientes ruidosos, móveis desconfortáveis e muito mais.

8. Nenhum sistema de apoio adequado pode ser também uma fonte de stress para os trabalhadores. Isto é porque muitas coisas acontecem dentro do escritório e quando as coisas pioram, alguém precisa estar no caminho para ajudá-los a resolver o problema no procedimento adequado.

Como delegar?

Líderes bons e eficazes sabem como delegar. Nunca serás eficaz se fizeres todas as coisas por ti próprio. Pára de fazer de Deus porque isso é impossível. Aceite o fato de que não importa quão brilhante e hábil você seja, não há como você fazer tudo por si mesmo. Quando delegas, não significa que não sejas capaz de fazer o trabalho. Significa que você tem o poder de delegar porque tem responsabilidades maiores que não pode perder.

Imagine como a Coca-Cola Company pode acomodar a crescente demanda das pessoas se há apenas uma pessoa trabalhando nela e esse é o grande chefe. Quão louco é isso? Naturalmente, o proprietário irá delegar responsabilidades aos seus membros de confiança do conselho de administração e seus subordinados para atender à demanda por seus produtos.

Na perspectiva de um empregado, um gerente não é considerado um empregado regular, não porque ele ou ela é uma pessoa especial, mas porque seu trabalho é treinar os funcionários e entender suas necessidades, a fim de saber como motivá-los a fazer seu trabalho de forma eficaz. Para fazer isso, o gerente precisa delegar responsabilidades adequadamente.

Falando em delegar responsabilidades, é imperativo que você use seu próprio julgamento sobre coisas que podem ser delegadas e coisas que não podem ser atribuídas a outra pessoa. Por exemplo, você está trabalhando em um projeto especial que requer sua especialização. O senso comum diria que delegar suas responsabilidades a alguém que não é um especialista em sua área significaria uma falha em todos os sentidos.

Além disso, tente não delegar apenas "trabalho sujo" o tempo todo, pois isso pode dar a impressão de que você não está dando importância à capacidade de seus subordinados. Dê-lhes responsabilidades que possam despertar o seu interesse e liberar todo o seu potencial de tempos em tempos.

Com isso em mente, delegue as coisas que melhor se adequam a cada um dos seus subordinados. Você deve considerar seus pontos fortes e fracos individuais, bem como sua dedicação para alcançar resultados. Depois de ter terminado de atribuir tarefas, certifique-se de dar suas instruções claramente usando termos que todos possam entender.

Quando o seu computador estiver pronto para funcionar, certifique-se de verificar regularmente o seu desempenho para que possa medi-lo. Assumir o controle do projeto e monitorá-lo regularmente aumentará a taxa de sucesso de sua equipe. No entanto, enquanto você estiver monitorando, certifique-se de dar treinamento relevante para que sua equipe se sinta mais motivada para trabalhar e mais confiante para fazer seu trabalho.

Natureza no seu escritório

Uma forma de reduzir o stress no trabalho é trazer alguma marca da natureza para o escritório. Ver um único sinal de vida pode mudar seu humor e sua visão das coisas estressantes.

Estudos mostram que as plantas para vasos dentro do seu escritório podem ajudar a reduzir as toxinas no ar, diminuir a fadiga e diminuir a ocorrência de doenças. Portanto, os casos de baixa por doença são drasticamente reduzidos a cada mês.

Além disso, as plantas não só vão adicionar cor à visão chata do seu escritório, mas também podem ajudar a aumentar a produtividade, pois os trabalhadores estão menos estressados e saudáveis. As plantas podem literalmente reduzir as toxinas no corpo causadas pela radiação de computadores, telefones celulares e outros dispositivos emissores de radiação. Mais do que isso, aqui estão algumas das vantagens de colocar algumas plantas em seu escritório.

✓ Ajuda a reduzir os efeitos nocivos dos computadores.

✓ Absorve poluentes do ar que podem resultar em um escritório mais limpo e não contaminado.

✓ Elimina o mau cheiro.

✓ Produz mais oxigênio para que o corpo funcione corretamente e a mente pense mais claramente.

✓ Pode promover bons sentimentos e pensamentos serenos.

Por outro lado, adicionar plantas ao seu escritório não é suficiente. Também precisas de planear o teu próprio arranjo. Não importa como você gostaria de trazer a natureza para o seu escritório, lembre-se sempre que é suposto servir o seu propósito e não o contrário.

Faz uma pausa.

Mesmo as máquinas precisam de algum tempo de descanso para funcionar corretamente. Pesquisas mostram que os funcionários que não estão fazendo pausas são susceptíveis de desenvolver doenças graves que podem lhes custar as economias de uma vida inteira. Isto definitivamente não é bom, considerando que todos nós trabalhamos para viver, não para viver para trabalhar.

Não trabalhe muito

Em situações normais, os empregados preferem trabalhar diretamente em vez de fazer uma pausa para cumprir prazos e evitar sobrecargas de trabalho. A maioria dos funcionários hoje pode multitarefa, não porque eles querem, mas porque eles têm que fazer. Em algumas empresas, os funcionários são obrigados a trabalhar durante o intervalo para cobrir todo o trabalho que precisa ser feito porque a empresa não tem pessoal suficiente.

O que os diretores da empresa não percebem é que, ao fazer isso eles estão empurrando seus funcionários para trabalhar duro demais, o que acabará por resultar em improdutividade causada por estresse e doença. Nestas condições, é evidente que a empresa não está a beneficiar desta situação. Instead, estão perdendo porque a produtividade do empregado é mais baixa comparada às despesas incorridas para contas médicas além da licença doente paga.

Como funcionário, é sua responsabilidade cuidar de sua saúde. Por mais agitado que seja o teu horário, faz as tuas pausas e descansa. É melhor programar uma pausa biológica por hora para respirar ar fresco e caminhar ao redor do escritório pouco antes de começar a trabalhar novamente.

Você também pode fazer alguns alongamentos para eliminar a dor nas costas e as cãibras. Estes são alguns dos diferentes alongamentos que pode aplicar durante o seu tempo de descanso.

✓ Incline lentamente a cabeça de um lado para o outro.

✓ Move as ancas num movimento circular. Faz o mesmo com os ombros.

✓ Levante uma perna durante cerca de 10 segundos enquanto a outra está direita. Faz o mesmo com a outra perna.

✓ Estique os braços durante alguns segundos e vire as palmas das mãos.

✓ Faça qualquer movimento que possa libertar a sua tensão em poucos segundos e deixe o seu corpo sentir o prazer.

Elimina o ruído estressante

O stress pode ser como um pano que usamos todos os dias se não fizermos nada. Ninguém neste mundo louco pode escapar dos perigos do estresse, mas todos podem evitá-lo de uma forma ou de outra. Aprenda a bloquear o ruído estressante em sua vida diária e escolha ser mais positivo!

É verdade que quando falamos sobre as causas do estresse, podemos identificar muitas coisas como excesso de trabalho, baixos salários, jornada de trabalho prolongada, problemas familiares, problemas românticos, tráfego exasperante, contas altas, prazos intermináveis, colegas de trabalho irritantes, vizinhos bisbilhoteiros, crianças teimosas, contas bancárias depreciadoras, taxas de juros hipotecárias crescentes, e muito mais.

Você pode minimizar esses casos estressantes em sua vida diária se souber como gerenciar o estresse de forma eficaz. A chave é nunca deixar pequenas responsabilidades sem supervisão. Você tem que entender que as coisas pequenas quando passam despercebidas se acumularão até o momento em que você não pode mais lidar com a maior parte do estresse.

Tente desenvolver o hábito de evitar atrasos. Faça até mesmo a tarefa mais simples e menor que você tem em seu diário e você vai notar que a vida é muito mais fácil dessa forma. Não há necessidade de contratar um especialista para ajudá-lo a lidar com o seu estresse, pois eles podem aumentar a sua carga sabendo que podem cobrar mais do que você está ganhando. Afinal de contas, se tivesses mesmo de passar por tanta pressão na vida, ainda irias aprender algo com ela que te tornaria ainda mais sábio.

Descontamine o ambiente que o rodeia

Muitas pessoas, devido ao desejo de ter um local de trabalho limpo e pacífico, tentam o processo de declinação, mas na maioria das vezes eles falham. Para fazer isso, você deve primeiro decidir e conhecer os princípios básicos da simplicidade e os benefícios de um local de trabalho claro. Você pode começar por dar passos pequenos e importantes de uma só vez, porque não se pode conseguir muito quando as coisas estão apressadas. Aqui estão alguns passos eficazes para começar.

Atribuir um espaço para documentos recebidos. Por vezes, perdemos documentos importantes porque, depois de aprovados e entregues, deixamo-los automaticamente onde os colocámos pela última vez. Não coloque documentos importantes ou quaisquer outros documentos recebidos na secretária de outra pessoa ou no seu carro. Desenvolver o hábito de pôr as coisas no lugar.

Crie uma zona livre de desordem e torne-a conhecida de muitos para respeitar a sua regra. Discipline-se para manter esta área desarrumada e limpa o tempo todo. Você tem que entender que você não é a única pessoa no escritório, então você pode esperar que nem todos respeitem suas regras. Mesmo assim, desde que você veja sua área livre de desordem realmente limpa, você vai eventualmente se adaptar a ela e se tornar mais cauteloso sobre o cumprimento de suas regras. Depois de ter tido sucesso com um espaço pequeno e organizado, expanda o seu limite até poder gerir todo o seu escritório.

Você deve planejar para um programa de decadência mesmo uma vez por semana e certifique-se de segui-lo. Quando chegar o momento em que você precisa se deteriorar, prepare-se para se disciplinar, porque isso não significa que você está sempre animado com essa idéia. O bom nisso é que ela se tornará sua rotina e, mais cedo ou mais tarde, você se acostumará com essa atividade construtiva.

Atribua uma caixa para coisas que você não pode largar, mas também não pode usar. Essas coisas podem ser presentes que você não precisa, mas escolheu guardar por causa de seu valor sentimental. Coloque todas essas coisas em uma caixa e armazená-lo em algum lugar longe de seu site, mas deve ser protegido para garantir que eles não sejam danificados.

Dá as coisas que já não usas à caridade. Aparentemente, haverá poucas coisas que você coletou de sua atividade organizacional e, portanto, você tem algo a doar. Põe estas coisas numa caixa e dáas à caridade da tua escolha.

Definir prioridades

No trabalho, você pode esperar para lidar com vários projetos diferentes ao mesmo tempo. Portanto, para não deixar de lado algo, é necessário priorizá-lo. O problema é que um projeto é tão importante quanto o outro. Como você vai priorizar então? Não se sinta sobrecarregado por esta situação, entenda que, embora tudo o que você trabalha para é igualmente importante, tenho certeza que eles não vão expirar na mesma data. Aqui estão os passos que você pode dar para aprender como priorizar projetos.

Como este capítulo trata da priorização de projetos, seu primeiro passo deve ser listar todas as suas prioridades. Quando terminares a tua lista, classifica-os de acordo com o seu nível de importância. Tal deve ser feito com a data exacta dos prazos para que possa ter a certeza de que irá exceder o prazo. Além disso, certifique-se de atualizar sua lista e fazer o que for preciso para verificar seu progresso.

Ao fazer isso, você se tornará consciente de suas tarefas finais e inacabadas e, portanto, será capaz de agir em conformidade. O bom de priorizar é que não só o ajudará a organizar seus pensamentos e ações, mas também o inspirará e motivará a continuar, especialmente quando você vê um grande progresso desde que começou a trabalhar em um projeto.

Agora vamos entrar nos detalhes da criação da sua lista de prioridades. Para você ser guiado em sua empresa, você tem que ter metas a alcançar. Como você vai fazer isso? Você deve colocar um horário específico em cada uma das tarefas específicas listadas. Isso o ajudará a lembrar até mesmo os menores detalhes do seu projeto. A chave é colocar até mesmo os menores detalhes sobre o seu projeto na sua lista para que tudo seja coberto.

Finalmente, certifique-se de fazer as tarefas mais simples, porque quando você negligenciar pequenas coisas vai acumular e, eventualmente, tornar-se uma causa de atraso e pânico como o prazo se aproxima.

Exercícios no trabalho

O stress no trabalho é inevitável. Isto é porque você estará trabalhando com diferentes tipos de pessoas e diferentes tipos de projetos. Alguns dos trabalhos podem ser novos para você e o pior que pode acontecer é que você não tem uma equipe ou alguém para apoiá-lo porque eles também têm sua própria parcela de cargas de trabalho indesejáveis.

Se isso está acontecendo com você agora mesmo, certifique-se de lidar com isso para se salvar do estresse e do colapso. Há muitas maneiras de aliviar o stress no trabalho, uma das quais pode ser feita imediatamente durante o horário de expediente. Estou a falar de exercícios de secretária que podem ajudar a aliviar o stress diariamente. Aqui está a lista.

1. Faça um bom alongamento nas

costas. Se você já está sentado no escritório por várias horas, tome o tempo para dobrar as costas para os lados, pois é um bom trecho do meio-dia. Para fazer isso, fique na borda da cadeira de escritório e estique os braços logo acima da cabeça e, em seguida, interrompa os dedos. Incline o seu corpo para um lado e depois segure-o antes de fazer o mesmo do outro lado.

2. Estique o pescoço inclinando a cabeça para a frente e sinta o pescoço esticado mantendo a posição durante algum tempo até se sentir aliviado. Faça isto numa direcção diferente, como desejar.

3. Estica a parte de cima das costas. Para isso, sente-se na vertical com um braço colocado ao longo do corpo e a outra mão segurando o braço entre o cotovelo e o ombro. Cruze os braços e mantenha esta posição por alguns minutos. Repita como desejado.

4. Estica a perna. Faça isto usando uma

secretária para obter um bom equilíbrio.
Fique em frente à sua secretária e dobre
uma perna antes de puxar a outra para as
nádegas e sinta a perna esticada.
Mantenha a posição por alguns momentos
e repita a operação como desejado.

5. Alongamento das ancas e coxas. Use
a sua secretária para manter um bom
equilíbrio, pois precisa de puxar a perna
para cima e para baixo. Fique em frente à
mesa e estique a perna para trás antes de
levantar gradualmente a perna superior e
segurá-la e depois baixá-la. Faça isto em
ambas as pernas mais algumas vezes.

Conclusão: Benefícios da Redução do Stress no Trabalho

Empregadores e empregados devem prestar muita atenção aos problemas relacionados ao trabalho e reconhecer as causas do estresse, a fim de abordar os problemas de saúde e bem-estar. Existem muitas causas diferentes de stress no trabalho, incluindo horas extraordinárias, sobrecarga de trabalho, trabalho no emprego errado, pressão dos pares, fraco apoio dos trabalhadores e despedimentos. Estas são apenas algumas das muitas razões pelas quais muitos trabalhadores ficam estressados no trabalho.

Você percebe que alguém se sente estressado quando está sempre ansioso, deprimido, com baixo desempenho, sempre fatigado e muitas vezes doente. Se você está experimentando tais sintomas ou conhece alguém que está mostrando alguns sinais de estresse, não ignore porque se você o fizer, é muito provável que você ou uma certa pessoa que está sofrendo de muito estresse se desintegre mais cedo ou mais tarde.

No entanto, existem muitas formas eficazes de combater o stress. Para citar alguns, vamos começar com a abordagem de auto-ajuda. Primeiro, pense e faça uma lista de tudo o que o faz sentir-se stressado. Se você acha que pode lidar com isso sozinho, faça um plano progressivo para ajudá-lo a tomar a ação apropriada para eliminar gradualmente cada razão que lhe causa estresse.

Por outro lado, se você acha que não pode fazê-lo sozinho, não hesite em pedir a colaboração de outra pessoa e discutir suas preocupações para que você possa ser devidamente aconselhado. Enquanto estiver a resolver problemas técnicos, não se esqueça de cuidar da sua saúde. Exercite-se tantas vezes para ajudar seu corpo a lidar com o estresse e nunca subestime o poder do sono bom e adequado.

Há muitos benefícios em reduzir o estresse relacionado ao trabalho em sua vida diária. Primeiro, reduz a fraca capacidade física e mental, por isso é rápido a responder a qualquer tarefa. Em segundo lugar, reduz a doença e a ausência por doença, dando-lhe a si e ao seu empregador uma vantagem. Em terceiro lugar, aumenta a produtividade no trabalho, o que resultará numa maior satisfação. Em quarto lugar, aumenta a sua vantagem promocional à medida que se torna mais comprometido com o seu trabalho e responsabilidades. Em quinto lugar, ele diminui as despesas do empregador devido a contas médicas e também vai melhorar todo o bem-estar do empregado.

O mundo pode ser um ambiente bastante stressante, especialmente no local de trabalho. É por isso que é importante conhecer os sinais de estar sobrecarregado e estressado para acabar com isso. Não importa quantas tarefas você tenha que realizar ou o quanto você esteja ocupado, se você aplicar algumas das técnicas acima, você certamente reduzirá seus níveis de estresse e viverá uma vida mais feliz. Ninguém quer ser constantemente estressado, então use essas dicas para mudar sua vida hoje!

Agora sim, desejo-lhe o melhor em seus resultados, e lembre-se, tudo é prático; teoria sem ação não tem utilidade para você. Traz tudo o que se aprende para a vida real.

Um grande abraço, o teu amigo Jorge!

A propósito, quando você alcançar seus resultados pouco a pouco, eu recomendo que, se você quiser melhorar suas habilidades sociais no trabalho, meu livro, sobre "COMO FAZER BEM COM OS SEUS PARCEIROS DE TRABALHO", é um livro que eu tenho certeza que vai ajudá-lo muito a se relacionar muito melhor com os outros.

Sem mais delongas, você pode encontrá-lo no motor de busca da Amazônia, como: "COMO FAZER COM OS SEUS PARCEIROS DE TRABALHO" ou procurando meu nome, como: "Jorge O. Chiesa".... *Mais uma vez, desejo-lhe sucesso nos seus resultados!*